BIBLIOTHÈQUE

MÉDICO-HYGIÉNIQUE

Par M. LE CROM,

OFFICIER DE SANTÉ, CHIRURGIEN DE MARINE.

***

QUATRIÈME PARTIE.

***

DE LA FEMME.

***

CHEZ L'AUTEUR, A NAPOLÉONVILLE.

—

1855.

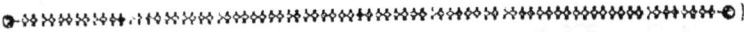

QUATRIÈME PARTIE.

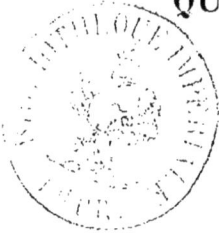

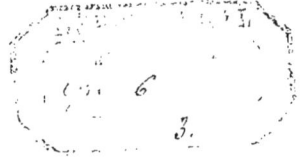

DE LA FEMME

DEPUIS LA CONCEPTION JUSQU'A L'ACCOUCHEMENT, ACCOUCHEMENT,

SUITES, MALADIES, HYGIÈNE.

NOTIONS PRÉLIMINAIRES.

La fécondité n'a lieu chez la femme que lorsque la menstruation est établie et pendant sa durée. Les observations qui tendent à prouver le contraire sont très-rares, et ne pourraient infirmer la loi commune.

La stérilité est l'inaptitude des femmes à concevoir et à devenir mères; les causes sont bien difficiles à établir, surtout si les parties sont bien conformées, et on ne peut réellement regarder comme cause de stérilité que l'oblitération totale du vagin, celle de l'orifice de la matrice, ou l'absence de quelques-unes des parties essentielles à la génération.

La faculté de concevoir appartient-elle à un âge limité? La question ne peut se résoudre affirmativement, vu les différences individuelles, le climat et le genre de vie.

La génération est cette fonction par laquelle les êtres vivants se reproduisent; dans l'espèce humaine, elle est toujours le résultat du rapprochement des deux sexes, et exige le contact des matières fournies par l'un et par l'autre; plusieurs systèmes ont été émis pour expliquer le mécanisme de la génération, mais ils n'ont servi qu'à démontrer la profondeur du mystère de cette importante fonction.

La conception est l'union qui se fait dans le sein de la femme, des principes nécessaires à la formation de l'enfant et de ses dépendances, qui ont lieu dans les ovaires.

La grossesse ou gestation est cet état de la femme qui a conçu et porte en elle le produit de la conception, qui dure ordinairement neuf mois, quelquefois plus, quelquefois moins; elle est dite vraie, quand elle est constituée par un ou plusieurs fœtus ; fausse, quand elle est simulée par un état morbide. La vraie grossesse est dite simple, quand il n'y a qu'un fœtus ; composée, quand il y en a plusieurs ; compliquée, lorsque la matrice contient, outre le fœtus, une grande quantité d'eau ou tout autre produit morbide.

Signes de la grossesse composée. — L'auscultation fait quelquefois entendre les battemens du cœur des fœtus dans des points différents et bien distincts de l'abdomen ; le plus grand volume du ventre et sa division longitudinale ne donnent guère que des probabilités.

Signes de la grossesse compliquée. — Il est très-rare qu'un corps développé accidentellement soit renfermé dans la matrice avec un fœtus, cependant on en possède des exemples ; le diagnostic ou la connaissance de ces corps est presque toujours impossible. La présence d'une grande quantité d'eau dans la matrice est facile à reconnaître, au volume considérable de l'organe et à la fluctuation manifeste qu'on y rencontre ordinairement.

De la fausse grossesse, ou des états morbides qui peuvent la simuler.

Grossesse nerveuse. — C'est un des phénomènes les plus intéressants. La femme éprouve tous les accidents de la grossesse, son ventre prend du développement, elle croit même sentir les mouvements du fœtus, et cependant tout cet ensemble des symptômes se dissipe tout-à-coup et sans causes connues comme ils s'étaient montrés ; les concrétions sanguines et les hydatides peuvent aussi simuler une grossesse.

Nous ne parlerons ici de la grossesse extra-utérine que pour indiquer que le spasme des trompes occasionné pendant le coït par la crainte, la surprise ou l'indignation (qu'il faut éviter autant que possible), est regardé comme pouvant la déterminer. Nous ne devons décrire, dans notre résumé, que la vraie grossesse et sa terminaison naturelle ; les autres ne doivent pas nous occuper.

Description des parties génitales.

1° Bassin. On appelle ainsi, la cavité osseuse située au-dessous du ventre, formée par quatre os, les os iliaques qui forment les parties latérales et antérieures, le sacrum, le coccyx, la partie postérieure. Cette cavité renferme la vessie, le rectum et les parties génitales internes de la femme ; 2° vulve. On appelle vulve, l'ensemble des parties génitales externes de la femme ; 3° vagin. C'est un canal qui s'étend de la vulve à la matrice ; il livre passage aux règles et aux produits de la conception ; 4° matrice ou utérus. On nomme ainsi l'organe sécréteur des règles, qui sert à contenir et à nourrir l'enfant pendant les neuf mois de la grossesse ; 5° ovaires. On appelle ainsi les organes générateurs de la femme.

De la grossesse et des phénomènes qui l'accompagnent.

Les signes certains de la grossesse sont : les mouvements actifs du fœtus, qui se font sentir ordinairement vers le milieu de la grossesse, les mouvements passifs ou le ballottement et les battements de cœur de l'enfant.

Les signes rationnels se tirent de la suppression des règles, qui arrive ordinairement aussitôt que la femme est enceinte (cette suppression peut aussi tenir à une cause morbide, et l'écoulement continuer durant toute la gestation ; mais ces cas sont très-rares), des changements qui surviennent du côté des organes génitaux et du ventre, des différents troubles excités dans l'économie par l'influence sympathique qu'exerce la matrice sur les autres organes, et des phénomènes dus à l'action mécanique de l'utérus.

Les changements qui surviennent du côté de la matrice sont relatifs à la forme ; de triangulaire, elle devient sphéroïde, ensuite ovoïde ; elle augmente de volume et de situation ; elle éprouve d'abord un abaissement, mais bientôt elle se relève.

A trois mois révolus, le fond de la matrice correspond au rebord du détroit supérieur du bassin (au niveau des os du bas-ventre, appelés pubis ou os pubiens) ; à quatre mois, il dépasse ce détroit de deux à trois pouces ; à cinq mois, on le trouve à trois travers de doigt au-dessous de l'ombilic ; à six mois, un peu au-dessus de ce point ; à sept mois, dans la partie inférieure de la région épigastrique, et à huit mois, vers la partie supérieure de cette même région ; pendant le neuvième mois, elle s'abaisse presque toujours et d'autant plus que l'accouchement s'approche.

Les troubles sympathiques ou les phénomènes généraux consistent dans les troubles de la digestion, de la respiration, de la sécrétion, de la nutrition, des facultés sensoriales et intellectuelles, et enfin dans l'action mécanique de l'utérus, qui consiste dans le refoulement et la compression occasionnés par son poids et son volume.

Les maladies ou phénomènes généraux qui résultent de l'action sympathique et mécanique de l'utérus sur les autres organes, sont dues soit à l'influence nerveuse, soit à l'état pléthorique ou atonique de la femme, soit à la faiblesse ou à l'embarras gastrique, soit à l'irritation inflammatoire ou à la compression des organes.

Lésions des organes de la digestion. Les femmes enceintes sont souvent sujettes aux douleurs de dents (qu'elles ne doivent jamais faire arracher que du moment qu'elles sont gâtées), à la gastralgie (douleur, crampe d'estomac), à l'anorexie ou le dégoût des aliments, aux nausées et aux vomissements, aux appétits dépravés, qui font que certaines femmes désirent des choses qu'on ne mange pas ordinairement (sel, poivre, moutarde) ou dont on ne fait jamais usage (la chaux, la craie, les os calcinés, la cendre) ; à la constipation, à la diarrhée, au ténesme ou le besoin continuel et inutile d'aller à la garde-robe, aux coliques, à la rétension et à l'incontinence d'urine.

Lésions de la circulation. — Ce sont : la céphalalgie, les hémorrhagies du nez, le crachement et vomissement de sang, les hémorrhagies utérines, les varices, l'œdème et les hémorrhoïdes.

Lésions de la respiration. — C'est la toux et la dyspnée (difficulté de la respiration).

Lésions des sens. — La vue peut être troublée de différentes manières; une perception confuse ou douloureuse des sons, une surdité plus ou moins complète, l'odorat plus ou moins perverti et impressionnable en sont souvent le résultat. Beaucoup de femmes sont aussi tourmentées par l'insomnie, des convulsions, les douleurs des mamelles, des aines, des cuisses et des lombes.

Le traitement varie suivant les causes.

Les maladies qui reconnaissent pour cause les sympathies nerveuses de l'utérus, réclament l'administration de tous les antispasmodiques, narcotiques, émolliens et délayans connus, particulièrement le laudanum, l'éther, le sirop et l'eau de fleur d'oranger, les infusions de tilleul et de fleurs d'oranger, soit à l'intérieur sous forme de tisanes, potions, loochs, juleps ; soit à l'extérieur sous forme de gargarismes, collyres, lavements, injections, bains, demi-bains, lotions et cataplasmes, suivant le siége du mal. Celles qui sont dues à la pléthore ou à l'irritation inflammatoire seront traitées de la même manière en y ajoutant les saignées locales et générales et la diète ; l'exercice modéré dans le cas de pléthore, et le repos absolu dans celui de l'inflammation, doivent être aussi employés.

Les irritations hémorrhagiques réclament aussi les saignées et le repos absolu, mais les astringents, les refrigérents et les acidules, ainsi que les révulsifs, sont employés de préférence. Quand elles sont dues à l'embarras gastrique ou intestinal, on aura recours aux évacuans (vomitifs et purgatifs), et aux délayans suivis des amers.

Les femmes d'un tempérament faible, feront usage des toniques et des amers (infusion de menthe, mélisse, sauge, centaurée, etc.), accompagnés du traitement antinerveux indiqué plus haut (voir la pharmacie pour les doses et modes d'administration de ces médicaments). On devra combattre les troubles survenus dans les organes par la compression et le refoulement de l'utérus, par une position inverse à celle dans laquelle ces organes sont comprimés; ainsi les femmes qui seraient atteintes d'ulcères, de varices, d'engourdissement, de douleurs, ou d'œdème dans des membres inférieurs garderont le repos et la position horizontale et verticale (debout ou assises); dans le cas de difficulté de la respiration, la rétention et l'incontinence d'urine seront combattues en soulevant la matrice au moyen d'une serviette ou des mains appliquées sur le ventre, et pour plus de facilité la femme se placera sur le dos, le siége plus élevé que le

tronc, toutes les fois que la nature lui fera sentir la nécessité de satisfaire à ce besoin naturel. Elle gardera plus ou moins longtemps cette
position suivant les cas.

Avortement ou fausse couche.—On donne ce nom à l'accouchement
qui a lieu dans les six premiers mois de la grossesse.

Les causes sont nombreuses; toutes les maladies des organes de la
génération de la mère et celles du fœtus, les secousses, les violences
et les émotions vives peuvent occasionner l'avortement.

Traitement.—Pour les femmes faibles, on emploiera les toniques et
les amers, ainsi que le bon bouillon et le bon vin; si la femme est
forte et pléthorique, la saignée, la diète et les boissons délayantes lui
seront ordonnées. Est-elle sous l'influence d'une cause nerveuse? Les
antispasmodiques sous toutes les formes (surtout l'opium en lavement)
lui seront recommandés; le repos et la position horizontale sont de
rigueur.

Si une perte inquiétante avait lieu par les parties, on aurait recours
aux moyens que nous indiquerons en traitant l'hémorrhagie utérine
après l'accouchement (les frictions exceptées).

Une fois le travail bien déclaré et les moyens mis en usage sans effet, il faut laisser faire la nature à moins d'accidents particuliers.

Nous conseillons à toutes les femmes, sans exception, de consulter
leur médecin ou une sage-femme, aussitôt qu'elles auront la certitude
de leur grossesse, afin de s'assurer de l'état des parties qui doivent livrer passage à l'enfant. La femme qui devient mère pour la première
fois ignore ordinairement si elle est à même de donner naissance à
l'enfant qu'elle porte dans son sein; et, chez celle qui est déjà mère,
il peut y avoir des changements survenus dans l'état des parties.

Il est donc dans leur intérêt de s'assurer, à l'avance, du résultat et
des suites de leur couche:

1° Pour dissiper toutes les craintes et les inquiétudes qu'elles peuvent avoir, qui gênent et tourmentent souvent les femmes enceintes.

2° Elles donnent par là à leur accoucheur, non seulement la connaissance de la conformation des parties, mais encore de leur tempérament, de leur constitution et même de la présentation du fœtus; si
elles consultent de nouveau vers les septième ou huitième mois, ou
dans le courant du neuvième, de la terminaison et des suites de leur
couche. En un mot, il a toutes les données possibles que l'on puisse
avoir sur un accouchement, et, par conséquent, il est à même de pré-
voir les accidents qui peuvent en être le résultat, et d'y remédier plus
sûrement; de plus, il connaît à peu près l'époque, se tient sur ses
gardes, et ne s'absente que le moins possible vers cette époque. D'un
autre côté, la femme se familiarise avec son accoucheur, elle ne craint
plus son arrivée; au contraire, elle le désire, se hâte de le faire ap-
peler à temps et dès les premières douleurs; sa présence seule l'égaie,
la soulage, ranime son courage et ses forces, rassure sa confiance; le
mal lui-même ne lui paraît pas aussi intense, et par ces moyens, elle
diminue et abrége ses souffrances, et évite, tant pour elle que pour

son enfant, les risques et périls auxquels s'exposent les femmes qui s'abandonnent au hasard et attendent, jusqu'au dernier moment et souvent même quand il n'est plus temps, pour avoir recours aux secours de l'art.

3° Enfin, un but d'une bien plus haute importance se rattache à ces préceptes, c'est celui dans lequel les parties ne présenteraient pas les dispositions convenables et indispensables pour livrer passage à la sortie de l'enfant à terme, et qui exigeraient des opérations capables de compromettre l'existence de la mère ou de l'enfant, comme la symphyséotomie et l'opération césarienne, etc., que la femme peut éviter en ayant recours à l'accouchement prématuré, dont trop de faits (on compte plus de 300 exemples publiés par les auteurs) parlent aujourd'hui en sa faveur, pour qu'on n'y ait pas recours toutes les fois que le bassin ne présente plus, d'avant en arrière, que 7 à 9 centimètres d'étendue. En effet, cette opération n'entraîne à sa suite que de faibles inconvénients; on sauve la mère de tous les dangers attachés à ces opérations, en même temps qu'on permet à l'enfant de naître vivant.

Les procédés opératoires appartiennent aux médecins seuls, et ne doivent pas trouver place ici.

Hygiène des femmes pendant la grossesse. — Les femmes enceintes doivent éviter toutes les odeurs fortes, leur fussent-elles agréables; les fortes détonations; les passages subits du chaud au froid; garder leur appartement dans les saisons où l'atmosphère est sujette à de fréquentes vicissitudes; renoncer aux promenades du soir dans les temps froids et humides, aux réunions nombreuses, comme certaines soirées et surtout les bals; éloigner d'elles, autant que possible, le chagrin, la haine, la jalousie, la colère, la frayeur, les joies excessives, qui peuvent avoir pour elles les suites les plus fâcheuses; elles devront soigneusement éviter tout ce qui pourrait les affecter désagréablement, comme la vue d'un individu hideux, mutilé, contrefait, et tous les objets repoussants, etc., non pas dans la crainte chimérique que l'enfant n'apporte en naissant les mêmes difformités, mais parce que toutes les émotions et les agitations violentes peuvent nuire à la santé de la mère, et, par suite, à celle du fœtus.

Il importe beaucoup que l'habitation des femmes enceintes soit saine; l'air qu'elles respirent doit être pur et non chargé d'exhalaisons putrides qui les disposent à avorter, ni miasmatiques, dont elles sont, plus que les autres, sensibles aux effets; un air trop chaud rend les fonctions trop languissantes, et un air trop froid détermine des accès de toux.

Un exercice modéré est indispensable aux femmes enceintes; c'est le seul moyen d'affermir leur santé, de prévenir beaucoup d'incommodités, et de favoriser le développement du fœtus.

Les promenades à pied conviennent surtout; mais les exercices qui impriment au corps des secousses trop brusques doivent être interdits. Le repos est recommandé à celles qui ont eu plusieurs avortements, qui éprouvent au moindre mouvement des douleurs plus ou moins vives dans le bas-ventre, les lombes, les aînes et les cuisses, et celles qui, ayant été mariées trop jeunes, deviennent enceintes avant d'avoir acquis leur entier développement.

Le lit destiné au repos des femmes grosses ne doit pas être trop mou, car il produirait l'affaiblissement et disposerait aux pertes.

Beaucoup de femmes s'imaginent que, lorsqu'elles sont enceintes, elles doivent manger pour deux. Ce préjugé leur a souvent fait commettre des erreurs de régime les plus préjudiciables ; la quantité d'aliments qu'elles peuvent prendre doit être fixée par la manière dont elles digèrent, et par la vivacité de leur appétit, qu'elles doivent satisfaire autant de fois qu'il se montre ; mais si les digestions sont mauvaises, la plus grande sobriété est de rigueur.

Rien n'est plus difficile que de régler le régime d'une femme enceinte sous le rapport du choix des aliments ; on se trouve, à chaque instant, en présence des appétits les plus bizarres. Ne pas refuser aux femmes enceintes les aliments qu'elles désirent (non pas dans la crainte que l'enfant porte la marque de cette envie, cette vérité est hors de doute aujourd'hui ; s'il en était autrement, tous les enfants seraient tachés d'envies, car il y a bien peu de femmes qui n'aient ressenti ces envies sans pouvoir les satisfaire), quand elles peuvent les digérer ; ne point les forcer à prendre ceux qui leur causent de la répugnance, lors même qu'on aurait la plus haute opinion de leur bonté, et choisir, quand on peut, ceux qui nourrissent le plus et qui irritent le moins ; telles sont les règles générales.

Les bains tièdes sont nuisibles aux femmes faibles, molles et lymphatiques ; mais ils conviennent aux autres tempéraments, surtout aux tempéraments nerveux. Les vomitifs, les purgatifs, et la saignée locale et générale peuvent et doivent être employés, pendant la gestation, dans tous les cas que nous avons indiqués en traitant les maladies.

Les femmes ne doivent pas, pendant la gestation, se vêtir trop légèrement, se découvrir intempestivement, exposer leur poitrine et leurs bras nus aux intempéries des saisons. Elles ne doivent point surtout se revêtir de ces corsets qui emprisonnent, qui compriment le ventre, et qui l'empêchent de se développer.

Quand les femmes ont intention d'allaiter, elles doivent faire en sorte que le mamelon ne soit ni écrasé ni comprimé par aucun vêtement.

Celles dont les bouts sont aplatis, doivent chercher à les rendre plus saillants pendant les derniers mois de la grossesse, et elles y parviendront au moyen de la succion opérée avec une pipe, ou par la succion naturelle.

L'état de grossesse donne quelquefois lieu à une démangeaison insupportable des parties externes de la génération. Lorsque le prurit tient à cet état, tous les moyens qu'on lui oppose sont, le plus souvent, inefficaces. Cependant les narcotiques, tels qu'une décoction de pavot, produisent quelquefois de bons effets ; mais lorsque la démangeaison lient au défaut de propreté ou à un écoulement par le vagin, on doit employer les bains et les lotions émollientes.

Quand une dartre existe aux parties, il convient d'avoir recours aux lotions et aux bains sulfureux, ou à un vésicatoire appliqué à la partie interne de l'une des cuisses.

La descente de la matrice ou du vagin doit être traitée par la réduction, et maintenue en place au moyen d'un pessaire; mais il est inutile, une fois la grossesse avancée.

De l'Accouchement.

L'accouchement est l'expulsion du fœtus hors du sein de la mère; il est dit à terme, quand il a lieu à neuf mois (270 jours), tardif, quand il a lieu après cette époque, et prématuré du sixième au neuvième mois; le nom d'avortement a été donné à l'expulsion du produit de la conception avant le sixième mois. Les signes précurseurs sont l'abaissement de la matrice, la liberté de la respiration et la facilité de la digestion.

Les premiers phénomènes sont les douleurs. On appelle fausses douleurs celles qui n'ont pas de siége fixe; elles se font sentir, tantôt dans la région des reins, tantôt du côté de la vessie, et d'autres fois, dans le canal intestinal, etc.; elles ne laissent jamais le calme parfait qui suit les vraies douleurs.

Les vraies douleurs dépendent des contractions utérines et sont ordinairement régulières dans leur marche; faibles et éloignées (mouches) dans le commencement du travail, elles se succèdent ensuite avec d'autant plus de force et de rapidité que l'accouchement est plus près de se terminer.

Les vraies douleurs sont surtout reconnaissables à la dureté qu'acquiert le globe de la matrice pendant qu'elles se font sentir, à la raideur du col et au calme parfait qu'elles laissent après elles.

Les autres phénomènes sont : la dilatation du col de la matrice, la formation de la poche des eaux, ou la présentation des membranes qui les contiennent à l'ouverture du col; enfin, la rupture de ces membranes et l'écoulement des eaux au-dehors.

Expulsion du fœtus. — Une fois le col de la matrice entièrement dilaté et les membranes rompues, le fœtus s'engage dans le bassin, qu'il traverse en suivant la marche naturelle et par les seules forces de la nature, soit par la présentation du sommet de la tête qui est la plus fréquente, soit par la présentation des pieds, des genoux ou du siège, (les présentations du tronc et des bras réclament toujours les secours de l'art).

De la délivrance ou de l'expulsion du placenta ou délivre, hors de la matrice. — Dix minutes ou un quart-d'heure après l'accouchement, l'utérus se contracte de nouveau pour expulser ce qu'il contient encore; le placenta, pressé de toutes parts, s'engage et traverse l'orifice du col pour se placer dans le vagin.

Du régime. — Lorsque le travail ne fait que commencer, on peut accorder aux femmes quelques aliments, si elles le désirent; si le travail est fort avancé, il ne faut rien accorder, à moins qu'il n'y ait épuisement; quelques cuillerées de bon bouillon conviennent dans ce cas.

Les boissons doivent être données en petite quantité; la limonade, l'eau d'orge, l'eau sucrée ou de groseilles conviennent le mieux. Le vin excite le vomissement et dispose aux pertes et aux inflammations; cependant, quand les femmes sont faibles et que le travail languit, il peut être utile de leur accorder quelques cuillerées de bon vin.

Les vêtements d'une femme en travail doivent être lâches et légers. Beaucoup de femmes ont la sage précaution de se tresser les cheveux, dès que le travail commence, et de les arranger de manière à les conserver intacts.

De la position. — La position que prennent les femmes au moment d'accoucher, varie : les unes se placent debout, d'autres sur le côté, d'autres sur les genoux, d'autres, enfin, sur le bord d'un lit ou sur des chaises faites exprès; mais toutes ces positions sont plus ou moins gênantes, et quelques-unes ne sont pas exemptes de danger. Il convient beaucoup mieux de faire coucher les femmes sur un lit ordinaire; là, du moins, elles peuvent se mouvoir à volonté; l'enfant n'est point exposé à tomber sur le carreau, ni la mère au renversement de la matrice si le cordon ombilical était trop court, ni aux hémorrhagies souvent foudroyantes qui peuvent résulter du décollement du placenta. Une paillasse ou un matelas, placé dans un lit ou étendu sur le plancher, peut suffire; il faut que le siège de la femme soit assez élevé et isolé autant que possible, afin que la sortie du fœtus ne soit pas gênée.

Comme l'expérience démontre que le travail se fait avec plus de rapidité, lorsque la femme est debout et marche, que lorsqu'elle est assise ou couchée, on devra l'engager à marcher dans son appartement jusqu'à ce que la dilatation du col soit entièrement effectuée; mais si elle est faible, menacée de syncope ou de convulsions, si elle est disposée aux pertes ou à l'abaissement de la matrice, elle doit rester couchée pendant toute la durée du travail. Quand les femmes sont affectées d'asthme ou d'hydropisie, elles sont souvent obligées de rester debout ou assises pour éviter la suffocation.

Des moyens propres à favoriser l'accouchement. — Les moyens à employer varient selon la cause qui gêne ou retarde la terminaison.

Les fumigations émollientes, bains, demi-bains, injections dans le vagin, pommade de belladone sur le bord du col, tous ces moyens peuvent être employés avec avantage chez une femme forte et robuste, et surtout lorsque la rigidité du col de la matrice s'oppose à sa dilatation.

Ce sont les spiritueux et les cordiaux (le bon vin) qu'il convient d'administrer chez les femmes affaiblies.

Soupçonne-t-on une affection nerveuse? Il faut avoir recours aux antispasmodiques, tels que le sirop de diacode, le laudanum ou l'éther; les bains ne doivent pas non plus être négligés.

Enfin, un moyen excellent pour ranimer un travail languissant ou suspendu, c'est le seigle ergoté en poudre, à la dose de douze à trente grains dans un demi-verre d'eau rougie ou sucrée, dans du bouillon, vin ou tisane, ou dans des confitures.

Les lavements sont indispensables quand le rectum est distendu par des matières endurcies ; le cathétérisme doit être pratiqué, toutes les fois que la vessie contient beaucoup d'urine et que les femmes ne peuvent les rendre facilement.

Soutenir les reins. — On soulage ordinairement les femmes qui ont des douleurs de reins, en soulevant la région lombaire au moyen d'un traversin ou d'une serviette, dont le milieu prend appui sur le siége du mal.

Lorsque les membranes résistent aux contractions utérines après la dilatation entière du col, il convient de les rompre artificiellement avec le doigt indicateur, et à l'instant où la matrice se contracte fortement. Soutenir le périnée. Lorsque la tête est sur le point de franchir la vulve, le périnée étant fortement distendu, il pourrait se déchirer, si on négligeait de le soutenir dans toute son étendue au moyen de la main droite placée en travers, le pouce sur la grande lèvre droite, et les autres doigts sur la lèvre gauche.

Il convient toujours mieux de favoriser la sortie du délivre que de l'abandonner aux seules forces de la nature ; il suffit de faire des tractions modérées sur le cordon pour l'extraire ; mais il faut toujours attendre une demi-heure environ après la sortie de l'enfant, et ne jamais tirer avec force dans la crainte de renverser la matrice.

Aussitôt que la femme est délivrée, la première chose à faire est de s'assurer de l'état dans lequel se trouve la matrice ; si on la rencontre au-dessus du pubis sous forme d'une boule ou tumeur arrondie et très-dure, alors l'hémorrhagie n'est point à craindre. (Voyez hémorrhagie.)

Des suites naturelles des couches.

Presque immédiatement après l'accouchement, il survient chez la plupart des femmes un tremblement général, qui est nerveux et le résultat de l'enfantement ; mais il ne présente jamais de gravité. On l'attribue presque toujours au froid, et souvent on écrase les femmes de couvertures sans leur procurer le moindre soulagement.

Aussitôt que la femme est entièrement débarrassée, il s'établit, par les parties de la génération, un écoulement appelé lochies, qui continue pendant trente ou cinquante jours ; il est purement sanguin durant les vingt-quatre premières heures, roussâtre et séreux pendant les deux ou trois jours suivants, ensuite il devient plus épais et blanchâtre. La suppression des lochies peut donner lieu aux accidents les plus graves ; aussi doit-on éviter l'impression brusque du froid, les écarts de régime, les affections morales vives, les injections astringentes, qui souvent en sont la cause.

Traitement. — Sangsues à la vulve ou à la partie interne des cuisses, lavements et injections émollients dans le vagin, fomentations chaudes sur le ventre, bains de pieds irritants, cataplasmes sinapisés aux cuisses et aux jambes, les antispasmodiques si la femme est nerveuse, les boissons toniques si elle est trop faible.

Les tranchées qu'éprouvent beaucoup de femmes après l'accouchement, tiennent aux efforts que fait la matrice pour expulser quelques caillots de sang qui se sont formés dans sa cavité. Ces douleurs ont beaucoup de rapport avec celles de l'accouchement; mais elles ne sont jamais graves et ne doivent être traitées que par les excitants (frictions), les émollients sont nuisibles.

La série des phénomènes qui se manifestent du deuxième au troisième jour (quelquefois les quatrième, cinquième, sixième, huitième) après l'accouchement, constitue ce que l'on nomme fièvre de lait; la femme éprouve tous les symptômes d'une fièvre, accompagnée d'un picotement douloureux des mamelles et de leur développement plus ou moins considérable; quelquefois la tuméfaction s'étend jusqu'aux aisselles, et la femme est obligée de tenir les bras fortement écartés du corps, les lochies se suppriment; la fièvre de lait dure douze à vingt-quatre heures; puis, les lochies reprennent leur cours, le volume et la tension des seins diminuent sensiblement, et le calme se rétablit.

La fièvre de lait n'exige ordinairement aucun traitement. Il convient seulement que les malades observent la diète la plus absolue et fassent usage d'une boisson tempérante acidulée.

L'accident qu'on a le plus à craindre après l'accouchement, c'est l'inertie de la matrice et l'hémorrhagie qui en est la conséquence. L'air froid ne peut jamais déterminer cet accident; il peut, au contraire, le prévenir et souvent y remédier. Il n'en est pas de même de l'air chaud; aussi doit-on modérer, aussitôt après l'expulsion de l'enfant, la chaleur de l'appartement, pour peu qu'elle soit forte; si, malgré cette précaution, l'hémorrhagie survenait, il faudrait la traiter en plaçant la malade dans un lieu frais, la coucher horizontalement sur un simple matelas, la couvrir à peine ou, ce qui vaut mieux, la découvrir jusqu'à l'ombilic, frictionner le bas-ventre, ou du moins l'utérus, avec les doigts, à travers les parois de l'abdomen. Si cela ne suffit pas, on applique sur les cuisses des linges trempés d'eau vinaigrée froide, ensuite sur les parties génitales et sur le bas ventre.

Les parties sexuelles seront lavées au moins deux fois par jour; si ces parties sont tuméfiées et douloureuses, on se servira d'une décoction émolliente (de graine de lin ou de mauve), soit en bains, soit en injections, lotions et lavages.

Il ne doit point être permis à une femme, qui n'est pas encore délivrée, de s'asseoir, de changer de lit, et encore moins, de marcher.

Beaucoup de gens craignent de faire changer de linge à la femme en couches, ou de lui en mettre qui soit blanc de lessive; ils le redoutent plus que la malpropreté; c'est une erreur grossière, il faut, au contraire, lui en faire changer souvent. L'air que respirent les femmes en couches doit être parfaitement pur ; plus que d'autres, elles sont sensibles aux émanations ; et, comme les sueurs et les lochies en fournissent en abondance, la propreté la plus grande devra régner autour d'elles.

L'engorgement inflammatoire des mamelles doit être traité par des applications de sangsues dans le voisinage, par les diurétiques (deux à trois grammes de sel de nitre par litre de tisane), par de légers purgatifs (trente à quarante-cinq grammes de sulfate de soude pour trois quarts de litre d'eau), et couvrir les seins de fomentations ou de cataplasmes émolliens et narcotiques (décoction de graine de lin et de pavot, farine de lin en cataplasmes et arrosée de quelques gouttes de laudanum.)

L'écoulement involontaire du lait des mamelles, qui produit quelquefois l'épuisement des femmes, doit être traité, quand il dépend d'une trop grande sensibilité du mamelon, par les fomentations et les cataplasmes émollients et narcotiques, par les excitants à l'extérieur et à l'intérieur, et par l'usage d'un bon régime dans le cas d'atonie.

La rétention de lait dans les mamelles, qui tient à un vice de conformation du mamelon, est ordinairement incurable, et, si les deux seins se trouvent dans le même cas, la femme doit renoncer à nourrir.

Lorsque la rétention tient à la faiblesse de l'enfant, il faut choisir une nourrice dont le lait coule plus facilement.

L'inflammation et le spasme doivent être traités par le traitement indiqué pour l'engorgement.

Les boutons blanchâtres ou rougeâtres, qui surviennent quelquefois à la suite des couches, ne sont jamais graves.

Hygiène des Femmes en couches.

Le lit d'une femme en couche, ne doit être ni trop dur ni trop mou ; on le garnira d'un drap plié en huit.

Une accouchée doit être vêtue de manière à n'avoir pas à craindre le froid, qui, chez elle, aurait les conséquences les plus funestes ; il ne faut pas cependant la surcharger de vêtements ; la femme ainsi couverte verse des torrents de sueurs, ce qui l'épuise, et elle conserve, pour ses relevailles, une susceptibilité au froid, qui souvent alors lui fait payer cher les soins peu éclairés qu'elle a reçus pendant sa couche. L'application d'une serviette douce sur les seins les préservent des refroidissements ; l'application de plusieurs, dans l'intention d'étouffer le lait, est mal fondée, et ne peut être que nuisible, et de plus, on n'étouffe rien. On ne peut fixer l'époque à laquelle une femme peut faire sa première sortie, parce que sa constitution, son état de santé, le climat, la saison, la durée des lochies, etc., la font varier ; on peut seulement dire que jamais la femme ne doit sortir avant le dégorgement complet des seins ; on ne doit jamais permettre à une accouchée de se lever, qu'après l'entière disparition de la fièvre de lait.

Les femmes en couche ne doivent pas faire usage des aliments excitants, ni des boissons stimulantes. Des œufs frais à la coque, quelques poissons, et surtout des potages légers, sont les aliments qui conviennent le mieux. L'eau sucrée, la tisane d'orge ou de tilleul, l'eau de veau, de poulet, de pruneaux pour boisson, et quelques purgatifs pour les femmes qui n'allaitent pas. Le moral des femmes en couche demande aussi les plus grands ménagements.

De l'Allaitement.

Allaitement par la mère. — Le seul avantage de l'allaitement maternel pour les femmes, est celui de provoquer et d'accélérer le développement dans les seins d'un travail qui ne peut souffrir de retard, et qui ne peut se faire imparfaitement sans préjudice pour la santé.

Quelles sont les femmes qui peuvent allaiter et celles qui doivent s'en abstenir ?

Les scrofuleuses, et surtout les femmes faibles et délicates, celles qui sont affectées de dartres ou d'une maladie chronique de quelque organe important, ainsi que celles qui s'abandonnent aux excès, ne doivent pas allaiter.

Les mères syphilitiques doivent nourrir leurs enfants pour deux raisons : parce qu'ils pourraient infecter une nourrice saine, et qu'il suffit de traiter la mère, pour que l'enfant puisse trouver dans son lait le remède qui lui convient. Le lait des femmes enceintes étant toujours plus ou moins mauvais pour l'enfant, elles doivent cesser d'allaiter aussitôt qu'elles s'aperçoivent de leur grossesse.

L'allaitement peut commencer aussitôt que la femme est remise des fatigues de l'accouchement, six ou huit heures après la délivrance. L'allaitement, pratiqué de bonne heure, a d'ailleurs l'avantage de disposer le mamelon, de favoriser la sécrétion du lait et de prévenir la fièvre, ou au moins d'en diminuer l'intensité; le liquide que l'enfant retire alors du sein, et qu'on nomme colostrum, facilite l'évacuation du méconium et dispense de l'usage des purgatifs. L'habitude de consacrer un seul sein à l'allaitement est vicieux, en ce que si ce sein vient à être malade, l'autre est incapable de le remplacer.

Lorsque la succion laisse un sentiment de cuisson aux mamelons, il faut les laver avec une décoction émolliente de graine de lin, de mauve ou de guimauve.

Si le mamelon est ulcéré, crevassé, très-sensible, ou s'il n'a que peu de saillie, il faut le protéger avec des bouts de sein ; on pourrait aussi les couvrir de corps gras, tels que le cérat, la crème ou la pommade de concombre, etc.

Les bains tièdes n'ont jamais été contre-indiqués pour l'allaitement.

L'alimentation la plus convenable à la bonne qualité du lait, est celle qui convient le mieux à la constitution de la nourrice, et qui est le plus capable d'entretenir et de fortifier sa santé.

L'exercice, surtout en plein air, doit être recommandé aux nourrices.

L'Oisiveté. — Une vie trop sédentaire porte atteinte aux qualités du lait ; mais de toutes les influences, celles qui sont le plus capables d'altérer le lait des nourrices, ce sont les passions fortes et les affections vives de l'âme.

L'expérience de tous les jours, montre que l'usage modéré de la copulation n'a aucun effet défavorable, soit sur la quantité, soit sur la qualité du lait ; ce qu'on doit défendre aux femmes qui allaitent, ce sont les excès des plaisirs vénériens, et surtout de donner le sein immédiatement après s'y être livrées.

Toutes les femmes ne peuvent pas allaiter leurs enfants, et beaucoup d'entre elles sont obligées d'avoir recours à une nourrice étrangère ; ainsi celles qui n'ont point de lait, ou qui sont affectées de quelque vice de conformation des mamelles, de l'absence complète des mamelons, de leur volume démesuré, ou de leur imperforation, etc., se trouvent dans ce cas. Beaucoup de femmes ne nourrissent pas, car leur position sociale les en empêche.

Choix d'une Nourrice.

Le choix de la nourrice qui doit remplacer la mère, est une chose sérieuse et délicate ; il faut qu'elle ait de vingt à trente-cinq ans, et accouchée peu de temps avant la mère de l'enfant ; qu'elle soit saine et exempte de tout virus, de toute maladie et de toute difformité ; qu'elle ait une bonne constitution et un caractère enjoué ; que ses mamelles soient volumineuses, les mamelons bien conformés et assez irritables pour devenir fermes lorsqu'on y passe le doigt, et que le lait en sorte facilement ; enfin, il est indispensable que son lait soit d'une bonne qualité.

Les qualités du lait sont difficiles à apprécier ; mais il est bon de connaître les variétés qu'il présente, selon l'époque à laquelle on l'examine. Dans le principe, le lait doit être séreux et incolore, vers deux mois, sa couleur devient d'un blanc tirant sur le bleu, et vers cinq ou six mois, il doit être tout-à-fait blanc, doux et sucré ; plus le lait est vieux, plus il est épais et désavantageux pour le jeune nourrisson.

Les femmes lymphatiques, faibles et délicates, et qui se nourrissent mal, ont ordinairement un lait trop clair, et les femmes d'une forte constitution et qui font usage d'aliments trop succulents, un lait trop épais ; par conséquent, chez l'une comme chez l'autre, le lait se trouve de mauvaise qualité et nuisible à l'enfant qui en fait usage. Le traitement consiste à rendre la qualité meilleure, en soumettant les nourrices à un régime plus convenable, régime contraire à celui dont elles faisaient usage.

Toutefois, je dois dire ici, que c'est moins par l'aspect extérieur du lait qu'on peut juger de ses qualités bonnes ou mauvaises, que par l'état de l'enfant qui en fait usage. Ce dernier vient-il bien ? Le lait de la nourrice, quelle que soit son apparence, est bon; dans le cas contraire, il est mauvais; à moins pourtant que l'état de l'enfant ne soit le résultat d'une maladie.

Les nourrices doivent habiter un pays élevé et dépourvu de toute humidité; il convient aussi qu'elles prennent un exercice modéré, une nourriture capable de les soutenir, et un repos nécessaire à la réparation de leurs forces.

La durée de l'allaitement ne saurait être limitée; dix à douze mois pour les enfants forts, et davantage pour les faibles. Il doit toujours se terminer par degrés peu sensibles; les femmes qui sèvrent brusquement, s'exposent à tous les inconvénients d'une fièvre de lait très-forte, en même temps qu'elles font courir à l'enfant les chances défavorables d'une mutation subite du régime alimentaire.

Dans les derniers temps, la femme devra prendre des aliments peu nourrissants. Elle rendra ses boissons légèrement diurétiques, avec dix à trente grains de sel de nitre par litre; et lorsque l'enfant aura tout-à-fait cessé de prendre le sein, elle fera bien de se purger une ou deux fois, avec trente ou quarante-cinq grammes de sulfate de soude, ou avec tout autre purgatif doux. Ce sont là les meilleurs moyens de diminuer la sécrétion du lait.

Du produit de la Conception.

Le produit de la conception comprend : 1° L'embryon, qui, au quatrième mois de la grossesse, prend le nom de fœtus; 2° les membranes; 3° les eaux de l'amnios; 4° le placenta; 5° le cordon ombilical.

Développement du germe. — Lorsque le germe contenu dans l'ovaire a été fécondé, il est transmis par la trompe utérine dans l'intérieur de la matrice, où il se développe pendant neuf mois que dure la grossesse.

De l'Embryon. — On donne ce nom au germe durant les quatre premiers mois de la grossesse; à quatre mois, toutes les parties de l'embryon sont très-distinctes, et c'est alors, seulement, que le nom de fœtus lui convient réellement, et qu'il conserve, jusqu'au moment où il reçoit le jour, pour prendre le nom d'enfant.

Attitude du fœtus dans la matrice. — La tête du fœtus occupe le plus ordinairement la partie la plus déclive de l'utérus. Cette position peut n'être pas fixe jusque vers le milieu de la grossesse, mais une fois cette époque arrivée, le fœtus conserve toujours la même position et ne saurait en changer. Il faut toutefois excepter les cas où le fœtus est très-petit, et la matrice largement développée par l'accumulation d'une grande quantité d'eau dans l'intérieur des membranes.

Les membranes qui enveloppent le fœtus sont au nombre de trois : la plus extérieure se nomme épichorion; la moyenne, chorion, et l'interne, amnios.

Des Eaux de l'amnios. — On appelle ainsi le liquide que contiennent ces membranes, et dans lequel le fœtus est plongé durant toute la grossesse. Leur quantité varie de quelques onces à plusieurs livres. Elles sont ordinairement limpides, transparentes, grasses au toucher, d'une odeur nauséabonde; quelquefois, elles sont troubles, noirâtres, floconneuses, et répandent une odeur infecte. Les eaux de l'amnios servent à maintenir l'enfant dans l'isolement pendant la grossesse, à prévenir les adhérences entre ses parties, et à le garantir des chocs extérieurs qui pourraient compromettre son existence. Pendant le travail, elles aident et facilitent l'accouchement.

Fausses eaux. — On appelle ainsi les eaux qui sortent, ou que l'on croit sortir de la matrice, quelquefois longtemps avant l'accouchement, et qui ne sont pas contenues dans l'amnios.

Placenta. — On donne le nom de placenta au corps spongieux et vasculeux qui se trouve à l'extérieur des membranes. Au terme de l'accouchement, le placenta présente de vingt à vingt-cinq centimètres de diamètre, trois centimètres environ d'épaisseur à son centre, et quelques millimètres seulement à sa circonférence; il est le plus souvent ovalaire.

Sa face utérine est convexe, inégale, et partagée en un grand nombre de cotylédons arrondis; l'interne est concave et recouverte par les membranes.

Le placenta est celluleux et vasculaire, rougeâtre, mou et très-friable; il est quelquefois très-volumineux et très-large; d'autres fois, il est très-petit, très-épais ou très-mince. Quand la matrice contient plusieurs fœtus, il y a ordinairement autant de placentas isolés ou bien réunis.

Le placenta s'insère le plus ordinairement au fond de la matrice, mais il peut également se fixer sur tous les autres points de l'organe; il communique avec la matrice, par l'intermédiaire des vaisseaux non interrompus; il sert de moyen d'union et de communication entre la mère et le fœtus, et à recevoir de la mère, pour les transmettre au fœtus, les sucs nécessaires à sa nutrition.

Cordon ombilical. — On donne ce nom à l'ensemble de la veine et des deux artères ombilicales, et de leur enveloppe formée par les membranes chorion et amnios, qui s'étendent du placenta à l'ombilic du fœtus; il est contourné en spirale; sa longueur moyenne est de cinquante-cinq à soixante centimètres; son volume ordinaire égale celui du petit doigt, mais ses dimensions sont sujettes à de nombreuses variétés. Il établit, durant la grossesse, une communication directe entre la mère et l'enfant.

De l'Enfant naissant à terme. — L'enfant à terme présente de cinquante à soixante centimètres de longueur, et pèse de trois à quatre kilogrammes; des poils très distincts remplacent le duvet des sourcils et des paupières; les ongles sont bien conformés. L'insertion du cordon ombilical correspond à peu près au milieu de la longueur du corps.

Des soins que l'on doit à l'enfant, depuis sa naissance jusqu'à l'âge de puberté.

Les premiers sont : la ligature, la section du cordon et son appareil, le nettoyage, l'emmaillottement, l'air, la lumière, le vêtement, la boisson et l'allaitement.

Avant de couper le cordon, on en fait la ligature à deux travers de doigt du ventre, avec plusieurs brins de fil ciré, et placés les uns à côté des autres de manière à représenter un petit ruban. Cette ligature doit être assez serrée, mais jamais au point de couper les vaisseaux.

La section doit être faite à quatre travers de doigt du ventre. (Il faut toujours avoir soin d'examiner si le cordon ne contient pas une anse intestinale, avant d'en faire la ligature et la section.) La portion du cordon qui reste attachée à l'enfant après la section, doit être passée à travers une ouverture faite au centre d'une compresse carrée, entourée d'un linge relevé sur le côté gauche du ventre, et recouverte d'une compresse ; le tout maintenu au moyen d'une bande modérément serrée.

Il ne faut jamais lier le bout du cordon qui sort par la vulve. De l'eau tiède suffit pour nettoyer l'enfant, s'il n'est pas couvert de l'enduit gras, blanc et caséiforme ; si cet enduit existe, on n'a besoin que d'un corps gras, comme de l'huile ou du beurre, pour l'enlever.

Emmaillottement. — L'enfant, pour que toutes ses fonctions s'exécutent librement et qu'il puisse croître, ne doit être que médiocrement serré dans son maillot.

L'enfant naissant a besoin de respirer un air pur et tempéré ; il est extrêmement sensible à l'impression de l'air froid ; on ne doit donc le faire sortir que lorsqu'il a perdu l'habitude contractée dans le sein de sa mère.

De l'eau sucrée, d'orge, pour boisson, en attendant le sein, qui doit être présenté six ou huit heures après la naissance.

Au bout de quelque temps, non seulement on peut, mais on doit sortir l'enfant. L'hiver, quand il n'est pas trop rude, ne doit pas être un obstacle aux sorties de l'enfant, car il ne faut pas oublier que le meilleur moyen de prévenir les résultats fâcheux des refroidissements, c'est l'endurcissement au froid.

Lorsque des rougeurs, des gerçures ou des excoriations se manifestent à la surface de l'enfant, et surtout dans les plis que fera sa peau, on les saupoudre, soit avec de la poudre de lycopode, soit avec de la sciure de bois, ou avec de la poudre de charbon tamisée. On peut aussi oindre ces parties avec du cérat, du beurre doux, ou un mélange à parties égales d'eau de chaux et d'huile d'amandes douces.

Vêtements. — Il importe qu'ils soient changés autant de fois qu'ils sont salis par l'urine ou par les matières stercorales, et l'enfant lui-même doit être chaque fois lavé avec de l'eau tiède, sans quoi sa peau rougirait et ne tarderait pas à s'excorier.

Lumière. — Elle doit arriver en face du nouveau-né, de crainte qu'il ne louche, et ce n'est que par degrés qu'il convient d'habituer ses yeux au grand jour. Vers huit ou neuf mois, il convient de mettre les enfants sur un tapis, et là les abandonner à eux-mêmes en leur laissant la faculté de faire usage de leurs membres. Qu'on se garde bien de les mettre sur leurs jambes, avant que ces parties aient acquis assez de force pour résister au poids du corps. Mais quand sa station est devenue solide, quand sa marche se fait avec assurance, il importe d'exciter les enfants à tous les jeux, à tous les exercices qui peuvent développer leurs forces musculaires et rendre leurs mouvements plus précis, plus prompts et plus hardis.

Des Vices de conformation. — Les enfants peuvent naître avec des vices de conformation, tels que des rétrécissements des ouvertures naturelles (paupières, narines, bouche, etc.), avec des adhérences contre nature des parties (de la langue, des doigts et orteils entre eux); avec des divisions de certaines parties (voile du palais, lèvre supérieure, ou bec de lièvre); avec des excès de parties (doigts surnuméraires, tumeurs et taches cutanées); avec des déviations de parties (pieds bots); enfin, des ouvertures anormales.

Des Maladies. — L'enfant peut aussi apporter des maladies en naissant, telles que hernies, hydropisies, inflammation d'un plus ou moins grand nombre d'organes. Les hommes de l'art sont seuls capables de remédier à ces sortes d'affections (du moins quand il y a possibilité), et auxquels il faut toujours avoir recours. Si nous en parlons, ce n'est que pour prévenir les pères, et particulièrement les mères, qu'ils doivent porter la plus grande attention à la conformation de leurs enfants et aux fonctions de leurs organes, et de consulter pour tout changement qui ne leur paraîtrait pas naturel.

Les maladies qui peuvent être le résultat de l'accouchement, sont : 1° l'alongement de la tête qui disparaît de lui-même; les pressions faites dans le but d'y remédier, sont toujours dangereuses, et doivent être sévèrement proscrites; 2° l'apoplexie. Aussitôt l'enfant né, il faut se hâter de couper le cordon ombilical, et de laisser couler une quantité de sang proportionnée à la force du petit malade et à l'intensité des symptômes; l'application de quelques sangsues derrière les oreilles, peut aussi produire de bons effets; 3° la syncope. Elle peut être souvent prise pour une mort réelle; cette maladie doit être traitée par les frictions sèches, ou avec des liquides excitants, sur les parties sensibles, telles que les tempes, la poitrine, et surtout la région du cœur; par l'ammoniaque ou le vinaigre, placés sous le nez; par l'insufflation d'air dans les poumons, et des pressions alternatives des parois de la poitrine. 4° Enfin, les fractures et les luxations, qui doivent être réduites et maintenues en place jusqu'à parfaite guérison.

Rétention du méconium (première selle de l'enfant). — Si le premier lait maternel (je dis le premier lait maternel, parce qu'il est le seul qui possède les propriéés relâchantes; celui de la nourrice ne possède plus ces propriéés, à moins qu'elle ne soit accouchée en même temps que la mère) ne suffisait pas pour provoquer la sortie et y remédier, il faudrait introduire un suppositoire de savon (un morceau de savon ordinaire de forme conique, gros comme le petit doigt) par l'anus, bien avant dans le rectum, ou recourir à l'usage de doux purgatifs, tels que le sirop de chicorée et de fleurs de pêcher.

La suppuration des oreilles doit toujours être respectée; il faut s'en tenir aux soins ordinaires de propreté.

Chute du cordon. — Cet organe se flétrit pendant les vingt-quatre ou trente-six premières heures; il devient mou et prend une teinte verdâtre; puis la dessiccation commence. Elle est achevée, en général, à la fin du troisième jour; alors le cordon est mince et sec, et de la consistance du parchemin; il est contourné en vrille. La chute du cordon s'effectue ordinairement vers le quatrième ou le cinquième jour. La plaie qui en résulte persiste jusqu'au vingt ou trentième jour.

Les enfants qui viennent de naître ont presque tous une coloration rouge uniforme; elle fait place, dans un grand nombre de cas, à une coloration jaune, vers le quatrième ou huitième jour; puis l'épiderme se dessèche, se fendille, se soulève, et tombe vers les trente-cinq ou quarante-cinquième jour, soit par larges plaques (ventre, poitrine), soit par écailles furfuracées (joues, épaules, fesses).

Les enfants sont encore plus tard exposés aux vomissements, aux diarrhées, aux ophthalmies, aux aphthes, aux croûtes laiteuses et autres affections des membranes tégumentaires, à toutes les fièvres éruptives, aux encéphalites, à l'engorgement des glandes mésentériques, à la teigne, au rachitisme, au croup et à une foule d'autres affections.

La dentition a pour résultat un grand nombre de maladies, et on lui en attribue encore beaucoup plus qu'elle n'en cause. La plupart des affections qu'elle détermine sont des irritations des membranes muqueuses qui s'annoncent, selon le lieu où elles ont leur siége, par des rougeurs de la conjonctive, des gonflements des paupières, des démangeaisons aux narines, du coriza, des vomissements, de la diarrhée, de la constipation, des coliques, etc. Souvent des convulsions, de l'assoupissement et beaucoup d'autres symptômes annoncent que le cerveau est sympathiquement modifié par le travail qui se fait dans les gencives; enfin, des éruptions de l'aspect le plus varié se manifestent à la peau sous l'influence de la même cause.

L'époque où on peut donner aux enfants des aliments plus substantiels que le lait, ne saurait être fixée; elle varie, en effet, selon la force et l'appétit de l'enfant, l'abondance du lait et la constitution de la mère. On s'aperçoit que l'allaitement ne fournit qu'une nourriture insuffisante, lorsque l'enfant se jette à tout moment sur le sein avec une sorte de voracité, crie sans cesse, se précipite encore sur le sein, si on le lui présente peu de temps après qu'il l'a quitté. Les premiers aliments qu'on donne à un enfant, doivent différer peu de celui qu'il puise dans le sein de sa mère. Le lait doit nécessairement entrer dans leur composition, et les farineux sont, de toutes les substances, celles qu'on peut associer avec avantage à ce liquide ; les fécules, les panades et le vermicelle en font aussi partie ; mais, à mesure que l'enfant prend des années, il importe d'établir de la variété dans sa nourriture, afin de le soustraire aux inconvénients attachés à l'usage exclusif d'une seule classe d'aliments. La nature des aliments doit varier, chez les enfants, selon leur constitution, leur tempérament et leur force. Le café, le thé et les liqueurs spiritueuses (le vin excepté pour les enfants faibles) doivent être sévèrement défendus, ainsi que les pâtisseries, les friandises et les mets de haut goût et trop épicés ; leur lit doit être plutôt dur que mou. Il faut, en outre, qu'ils soient modérément couverts et à l'abri du froid ; mais il importe qu'ils ne soient jamais trop chauds, les lits trop mous et trop chauds n'auraient d'autre effet que de les affaiblir. Il ne faut non plus rien laisser dans leur appartement qui puisse altérer l'air, qui doit être pur et souvent renouvelé.

Le grand air et le mouvement leur sont presque aussi indispensables que les aliments dont ils se nourrissent ; privés de ce double stimulant, toutes leurs fonctions s'altèrent, ils n'existent plus qu'à demi, ils ne mangent plus ou ont des appétits bizarres ; ils deviennent irritables, malingres, pusillanimes, le moindre mouvement les accable.

Toute gêne occasionnée par les vêtements est contraire à la santé des enfants, il est donc essentiel que leur habillement ait assez de largeur pour laisser à tous leurs mouvements la plus entière liberté ; il faut, en outre, qu'il soit léger sans être froid, mais il importe surtout qu'il ne soit pas trop chaud. Couvrir outre mesure les enfants dans l'intention d'éviter des rhumes ou des indispositions analogues, c'est justement provoquer le mal qu'on se propose de prévenir ; car ils deviennent d'autant plus sensibles au froid et aux intempéries de l'atmosphère, qu'on leur a moins donné l'habitude de les braver. Cette vérité n'est pas difficile à établir : il suffit d'examiner les enfants chaussés de sabots, souliers, bas et chaussons bourrés, pourvus de caleçons, camisoles et cravates de laine, pantalons, gilets, cabans de drap et capuchonnés, gants et cache-nez, qui souvent toussent et sont enrhumés ; tandis que d'autres, à peine couverts d'un ou deux morceaux de toile fenestrés, de haillons, de pièces mal cousues et mal arrangées, sans bas ni chaussons, ayant seulement des sabots remplis de boue et d'humidité, décolletés et souvent nu-tête et nu-pieds, surtout ceux de la campagne, s'exposent à la rigueur de toutes les variations atmosphériques, et cependant se portent à merveille, pour avoir la conviction de ce que nous avons avancé.

C'est, d'ailleurs, ne pas comprendre la destinée des enfants et manquer de prévoyance à leur égard, que de les entourer de précautions excessives ; oui, c'est faillir à sa mission, et on augmente la faiblesse de l'enfant pour l'empêcher de la sentir ; et, lorsqu'espérant le sous-

traire aux lois de la nature, on écarte de lui les atteintes pénibles, sans
songer combien, pour quelques incommodités dont on le préserve un
moment, on accumule sur sa tête d'accidents, de périls, de maux et de
souffrances dont il ne manquera pas d'être la proie étant grand. Si
en même temps que l'on condamne ces enfants à ce déplorable sort,
on se fait une loi d'exciter sans cesse leur jeune intelligence, il se
peut d'abord que leur esprit gagne aux dépens de leur corps; mais
cela ne dure pas longtemps; ces petits êtres ne vivent pas, ou, s'ils
vivent, ils risqueront fort de n'être que des hommes médiocres. Nous
ferons remarquer, en passant, que l'éducation intellectuelle qu'on donne
encore généralement aux enfants, a, indépendamment du vice radical
d'être prématurée, le vice non moins fâcheux de leur fausser le juge-
ment et de leur gâter le caractère. Au lieu de parler de bonne heure à
leur raison, on ne cultive guère que leur mémoire; au lieu de se con-
tenter de leur enseigner le bien et de le leur faire aimer pour lui-
même, on exige qu'ils soient mieux que les enfants de leur âge; de là
cette fièvre d'amour-propre que nous inocule, dès le berceau, la vanité
de nos parents, fièvre tenace et funeste qu'aucun remède ne peut gué-
rir, dont chaque jour ramène les paroxismes, et qui fait le malheur
de l'humanité entière.

L'homme physique prévalait autrefois sur l'homme moral; c'est
tellement le contraire de nos jours, qu'on serait tenté de croire, à la
manière dont beaucoup de parents élèvent leurs enfants, que, dans
l'individualité humaine, ils considèrent le corps comme la partie ac-
cessoire.

Il ne faut pas un grand effort d'intelligence pour comprendre les
heureux effets de l'exercice de tous les membres et de tous les organes
sur le développement du corps humain; il s'agit d'abord ici d'une vérité d'observations vulgaires tellement incontestable, qu'il serait su-
perflu d'en faire la démonstration. Les professions qui n'exercent
qu'une partie du corps, donnent à cette partie, comme chacun le sait,
une prépondérance de force quelquefois extraordinaire; par conséquent, l'exercice qui exige les mouvements de tous les organes en
même temps, doit produire les mêmes effets pour chacun d'eux. Il
faut donc les exercer aux atteintes qu'ils auront à supporter un jour,
endurcir leur corps aux intempéries des saisons, des climats, des élé-
ments; à la faim, à la soif, à la fatigue, à la marche, aux différents
exercices gymnastiques et à tous les jeux qui exigent des efforts musculaires; on risque moins à les employer qu'à les ménager, pourvu
qu'on ne passe pas la mesure de leurs forces. (Je ne crois pas non plus
trouver d'hommes assez barbares pour faire souffrir à l'enfant la faim
et la soif, qui doivent être, au contraire, satisfaites, toutes les fois
qu'elles se font sentir). Ne craignons donc pas de leur faire faire, à pied,
par un beau temps, quelques voyages de trois ou quatre lieues; cela
ne peut leur faire que du bien, surtout à l'âge de huit ou neuf ans; ils
sont souvent moins fatigués que les grandes personnes, et de plus, on

ne peut pas aller toute sa vie en voiture. Il faut s'habituer de bonne heure à la marche, pour ne pas être pris au dépourvu de force et d'habitude plus tard. Considérons les enfants âgés de huit à dix ans de bien des villages de communes rurales éloignés d'une à deux lieues du bourg ; on les voit arriver, à la pointe du jour en hiver, à la messe matine, crottés depuis les pieds jusqu'à la tête et souvent tout mouillés, rester dans une église, quelquefois très froide, après avoir sauté grand nombre de fossés et de ruisseaux, trotté pendant les deux tiers de la route pour suivre les autres, recommencer la même course, prendre leur déjeûner, (soit soupe de lait, soit bouillie), plus ou moins froid, le manger avec un appétit qui fait plaisir, et retourner ensuite aux champs ou ailleurs ; c'est là où il faut les consulter. Ils ont de la misère, il faut l'avouer ; mais ces courses sont-elles nuisibles à leur santé ou au développement du corps? Non ; au contraire, le sexe masculin nous fournit les meilleurs fantassins de l'armée française, et le sexe féminin les ménagères les plus intrépides ; elles partent le matin de chez elles, tous les jours de marché d'une des villes voisines, à une distance quelquefois considérable, cinq ou six lieues, par des chemins souvent mauvais et pénibles, et encore, puisqu'il faut tout dire, ayant très-souvent sur le dos un poids de quinze à vingt kilogrammes. Allons trouver des femmes comme celles-là parmi la mollesse des villes !

Nous ne voulons pas faire l'éloge des uns, ni la critique des autres, et, si nous faisons une comparaison, ce n'est que pour mieux faire comprendre et sentir l'importance des préceptes que nous voulons établir.

Parlons un peu de l'usage des corsets, que la mode, ou plutôt le désir d'avoir la taille fine, les seins relevés et plus apparents, fait encore conserver, et démontrons combien ils sont pernicieux aux jeunes filles qui les portent, et surtout à celles qui sont délicates et moins près d'être formées. S'ils sont mal faits, ils déforment la taille ; s'ils sont bien faits, ils exercent sur les viscères de la poitrine et du ventre une compression funeste au développement de ces organes. Le corset tend à rétrécir la poitrine ; il renferme à la fois, dans un vêtement sans élasticité, deux cavités : le thorax et l'abdomen, dont le volume varie sans cesse ; il apporte, par cette compression, des entraves à la digestion et à la respiration ; il déforme souvent la gorge et aplatit le mamelon de manière à rendre les femmes inaptes à l'allaitement. On peut le considérer comme une des causes les plus fréquentes de la phthisie pulmonaire et d'une partie des affections de la matrice et de la circulation ; il affaiblit les muscles, surtout ceux du dos, et les rend incapables de soutenir le corps droit ; ce qui a pour résultat, comme on peut le remarquer chez la plupart des femmes, l'impossibilité de tenir, sans un appui extérieur, le haut du corps dans une position convenable ; et l'on attribue à la nature un défaut produit par les moyens employés pour en corriger les prétendues imperfections. Une preuve incontestable de cette vérité, c'est que les filles de la campagne, et celles qui ne portent pas de corset, sont bien mieux constituées que les autres. On aura beau dire qu'elles n'ont pas de taille ou qu'elles sont vilaines, il n'en est pas moins vrai qu'elles sont moins assujéties que les autres à un grand nombre d'infirmités et de maladies, et qu'elles sont capables de rivaliser en tout et partout avec les prétendues tailles fines.

Vannes.— Imp. de Gust. de Lamarzelle.

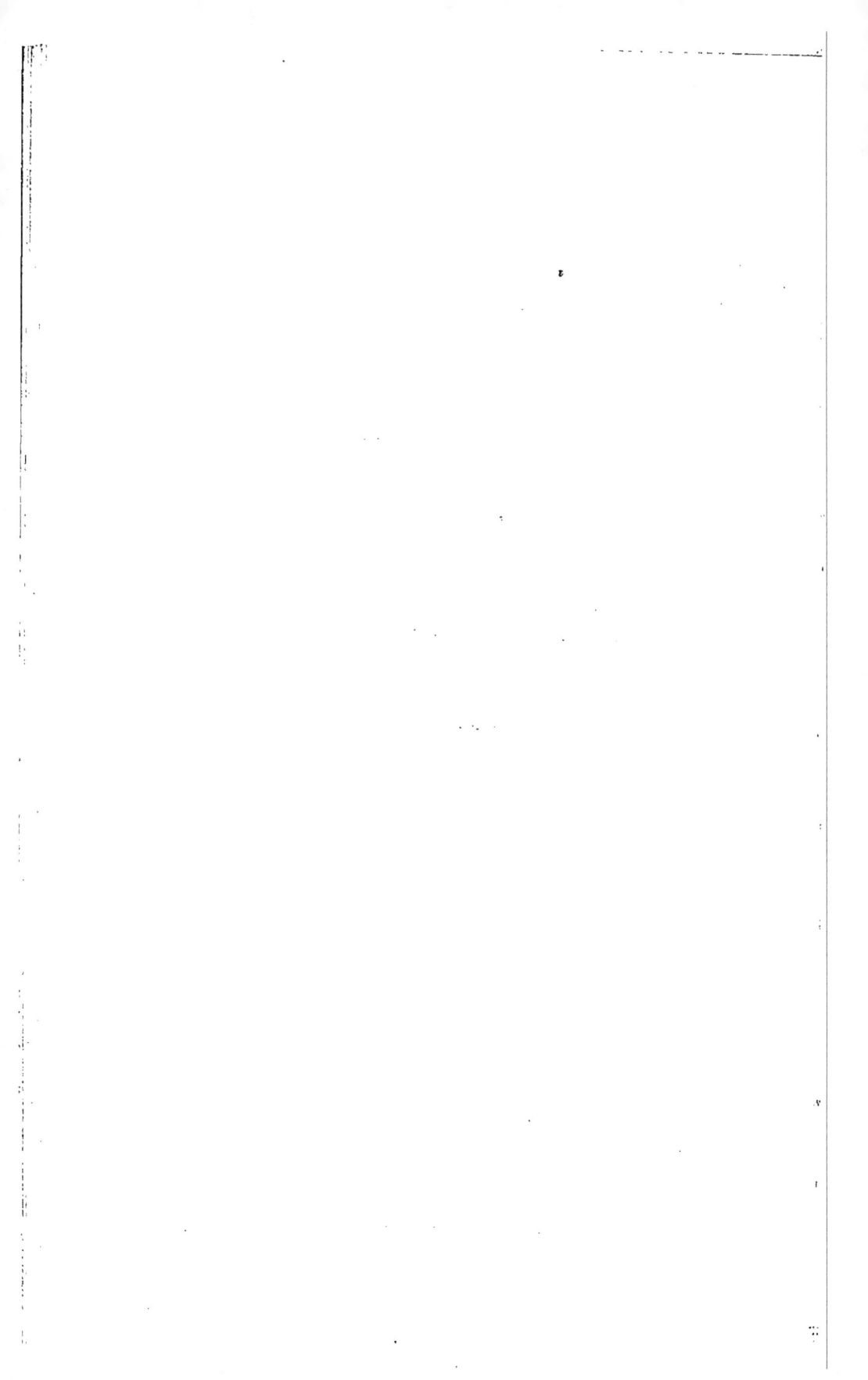

www.ingramcontent.com/pod-product-compliance
Lightning Source LLC
Chambersburg PA
CBHW060539200326

41520CB00017B/5297